DU

DIABÈTE SUCRÉ

DE SON TRAITEMENT

PAR L'EAU MINÉRALE DE POUGUES

(SOURCE SAINT-LÉGER)

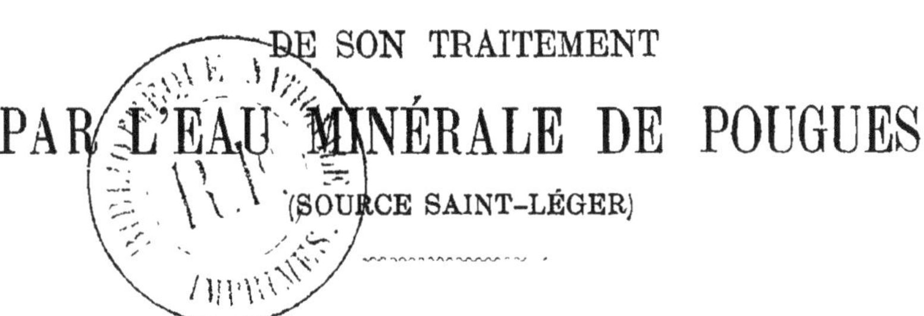

DE L'ACTION THÉRAPEUTIQUE

DU

GAZ ACIDE CARBONIQUE

FOURNI PAR CETTE SOURCE

Par le Docteur **LOGERAIS**

MÉDECIN INSPECTEUR

Ancien Interne des Hôpitaux de Paris,
Membre correspondant de la Société Médicale d'Hydrologie,
de la Société Anatomique,
de la Société Médicale du Panthéon, de la Société Médicale d'Angers, etc

PARIS

G. MASSON, ÉDITEUR

LIBRAIRE DE L'ACADÉMIE DE MÉDECINE

PLACE DE L'ÉCOLE-DE-MÉDECINE

1873

AVANT-PROPOS

La station minérale de Pougues (Source Saint-Léger), est très anciennement connue. Il y a plus de trois siècles qu'elle est fréquentée.........

On y traite avantageusement la dyspepsie avec toutes ses formes, les embarras gastriques, les entérites chroniques, les maladies des appareils hépatiques et urinaires, les engorgements, les calculs, la gravelle, la goutte, le diabète, l'albuminurie, les catarrhes de vessie, les engorgements utérins, la chlorose, l'anémie, les fièvres intermittentes rebelles, etc.

La Source Saint-Léger fournit une eau bi-carbonatée calcique ferrugineuse dont je transcris ici la dernière analyse faite en 1866, par M. Rivot, ingénieur en chef des Mines, alors professeur et préparateur en chef de l'École des Mines :

Cette eau laisse un dépôt formé principalement de carbonate de chaux mêlé à beaucoup de matières organiques et un peu de peroxyde de fer.

L'analyse a donné par litre :

	GRAMMES.
Résidu sec........................	2,7900
Résidu calciné........................	2,5190
Matières organiques............	0,2710

On a dosé par litre d'eau (dépôt compris) :

	GRAMMES.
Acide carbonique libre	0,6091
Acide carbonique des bi-carbonates	1,0098
Acide carbonique des carbonates	1,0033
Acide chlorhydrique	0,1275
Acide sulfurique	0,1450
Silice	0,0150
Peroxyde de fer	0,0146
Chaux	0,7000
Magnésie	0,1150
Potasse	0,0450
Soude	0,6290
	4,4133

M. Mialhe y a en outre trouvé des traces notables d'iode.

Cette Eau peut répondre à beaucoup d'indications, et l'emporte sur un grand nombre d'eaux allemandes, tels que: Wiesbaden, Hombourg, Schwalbach, Carsbad, Pyrmont, Marienbad, etc.

Depuis l'an dernier, des douches de gaz acide carbonique ont été établies à Pougues comme à Manheim et à Kissingen, et nous ont donné les résultats les plus favorables.

J'ai voulu, dans ce travail, présenter quelques applications thérapeutiques du gaz acide carbonique, et surtout appeler l'attention du corps médical sur le traitement du diabète sucré par cette Source Saint-Léger.

DU DIABÈTE SUCRÉ

DE SON TRAITEMENT

PAR L'EAU MINÉRALE DE POUGUES

(SOURCE SAINT-LÉGER)

Le Diabète sucré est une maladie qui se caractérise par le défaut habituel d'assimilation du sucre contenu dans le sang.

L'accumulation du sucre dans l'organisme est un danger. L'importance pour le traitement n'est pas d'empêcher le sucre de paraître dans l'urine; ce n'est pas le sucre ainsi éliminé, mais bien celui formé anormalement et retenu dans le sang, qui produit les accidents. Le degré de Glycosurie n'est, comme le dit M. Durand Fardel, que le thermomètre de l'intensité de l'anomalie. Le point important est de fournir le moins de sucre possible au sang qui est devenu inhabile à le transformer; telle doit être la base du traitement du diabète.

Ne voulant nous occuper que du traitement de cette affection, nous n'exposerons pas ici toutes les théories qui ont été successivement produites pour l'expliquer, contentons-nous de jeter un coup-d'œil rapide sur l'historique de cette maladie.

Willis en 1674, découvrit le diabète, il vit que des malades présentaient tout à la fois une augmentation de l'appétit, de la soif, et en même temps de la quantité des urines émises, que ces urines contenaient parfois du sucre, d'où il établit deux classes de diabète, le diabète insipide, et le diabète sucré.

En 1774, Mathew Dobson découvrit que le sang aussi bien que l'urine contenait du sucre, d'où il conclut que la matière sucrée n'était pas formée dans les reins, mais seulement excrétée. En 1778, Cowley arriva à extraire le sucre de l'urine. Dès 1618, Bartholdy avait appelé l'attention sur la présence du sucre dans le lait. En 1769, John Rollo fit l'importante observation que le régime animal non seulement diminuait la quantité des urines, mais en même temps la quantité de sucre éliminé chaque jour.

En 1815, M. Chevreul confirma par ses expériences la nature du sucre contenu dans l'urine diabétique, il établit qu'il différait du sucre ordinaire de canne, et ressemblait complètement au sucre de raisin.

En 1825, Tiedman et Gmelin découvrirent que l'amidon était transformé en sucre pendant son passage dans le canal alimentaire.

En 1837, Gregor, de Glascow, trouva du sucre dans les matières vomies par les diabétiques, ce qui semblait confirmer que le suc gastrique changeait les aliments végétaux en sucre, et dès ce temps le régime animal fut considéré comme l'ancre de salut pour les diabétiques.

En 1848, M. Claude Bernard, à la suite de ses recherches physiologiques, ouvrit une ère toute nouvelle à l'histoire de cette maladie. Il déclara que les animaux aussi bien que les végétaux, avaient le pouvoir de créer du sucre. Jusqu'alors, on avait cru que toute matière sucrée rencontrée dans le corps humain, provenait de la transformation des substances végétales, il établit clairement que les hommes et les animaux ressemblaient à une manufacture à sucre, journellement et à chaque heure le foie fabrique du sucre, en sécrétant de la bile. En 1849, C. Bernard découvrit que le diabète pouvait être produit artificiellement en piquant le plancher du quatrième ventricule, et en 1853, qu'il pouvait l'être par des moyens stimulants, tels que l'alcool, introduits directement dans la circulation de la veine porte. Ceci expliquerait pourquoi le diabète est plus commun dans les pays tel que l'Angleterre, où on fait usage de beaucoup de boissons excitantes. En 1855, il découvrit que le sucre se formait non seulement dans le foie après la mort de l'animal, mais encore dans cet organe lorsqu'il était enlevé du corps. En 1856, Chauveau et Harlay découvrirent que le sucre existant normalement dans le sang, n'était pas brûlé dans les poumons, mais disparaissait du sang pendant son passage à travers les capillaires de la circulation générale. La fonction de la matière sucrée est probablement de servir à la nutrition du corps.

En 1857, M. C. Bernard fit une découverte additionnelle : avant que les substances albumineuses soient converties en sucre, elles passent d'abord par un état transitoire, sorte d'amidon animal, auquel il donna le nom de Glycogène.

En 1859 et 1860, Bruche et Jones affirmèrent que des traces de sucre sont découvertes dans l'urine normale; c'est une observation importante, qui nous fait regarder comme une loi fondamentale que dans la maladie il n'y a pas de création, ni de nouvelles substances, ni de nouvelles fonctions ; les symptômes morbides sont simplement le résultat d'un changement dans la quantité ou la qualité des agents ou des agences existant normalement. MM. Figuier, Sanson et Rouget trouvèrent plus tard que la matière Glycogène existe aussi normalement dans le sang, et dans les muscles des animaux, et non exclusivement dans le foie.

Si la substance Glycogène animale existe au sein de l'organisme, comment cette substance se transforme-t-elle en glycose ? Deux nouvelles théories furent proposées par MM. Pavy et Schiff, qu'on peut appeler les théories des ferments. D'après Pavy, la matière Glycogène se formerait et se déposerait dans le foie, mais ne se transformerait pas en sucre dans l'état normal, parce que l'influence nerveuse empêcherait le ferment hépatique, pendant la vie, de déployer son action. C'est aussitôt après la mort que se formerait le sucre. Schiff n'admet pas que le sang vivant contienne du ferment apte à transformer la matière glycogène du foie. Ce ferment se développerait seulement après la mort, aussi bien dans le sang hépatique que dans le sang de la circulation générale, il suffit même de mettre obstacle à la circulation, pour que ce ferment puisse se former pendant la vie. Pour Schiff, le foie est le foyer du phénomène diabétique, mais il en est le foyer passif; le ferment produit en un point quelconque de l'économie devient efficace dans le foie. C'est dans le foie que le sucre est formé. La preuve, c'est que le sang qui provient du foie est plus riche en sucre que le sang d'aucun autre organe du corps. Chez un chien nourri exclusivement à la viande, Claude Bernard a trouvé que le sang de la veine porte ne fournissait pas de sucre, tandis que la veine hépatique en donnait 0,95 gr. Chez un second animal, placé dans les mêmes conditions, 0,99. Chez un chien qui avait jeûné deux jours la veine porte ne donnait pas de sucre, et la veine hépatique 0,51.

La quantité de sucre dans la circulation générale suit une loi constante, elle augmente graduellement, suivant la marche de la digestion et diminue lorsque l'on s'en éloigne et que l'on approche de la période d'un nouveau repas. Le maximum de la quantité de sucre produit a lieu quatre ou cinq heures après le repas, et le minimum pendant le jeûne. La matière sucrée ne disparaît jamais de la circulation; après un jeûne prolongé, Chauveau en a trouvé 5 °/₀ dans le sang d'un chien et 9 °/₀ dans celui d'un cheval gardés, tous les deux, trois jours entiers sans manger. Dans ces cas les animaux sont forcés de vivre de leurs propres tissus, le sucre formé dans leur foie avait été tiré d'une manière ou d'une autre des parties constituantes du sang.

L'augmentation et la diminution du sucre dans la circulation générale, suivant l'état de la digestion explique la grande fluctuation de la quantité du sucre dans les urines des diabétiques pendant la journée; elle explique pourquoi, dans quelques cas légers de diabète, on ne trouve de sucre dans les urines que peu d'heures après les repas. La quantité de sucre varie également suivant la quantité et la qualité des aliments. La nourriture animale produit moins de sucre, la nourriture végétale ou amylacée en produit davantage ; bien que la quantité de sucre contenue dans la circulation générale varie, la quantité de matière sucrée dans le foie reste comparativement stationnaire. Cela tient à cette circonstance que le sucre ne reste pas dans les cellules hépatiques, mais est versé dans les vaisseaux, aussitôt qu'il est formé. Les stimulants peuvent produire le diabète en excitant les branches hépatiques du pneumogastrique qui transmettent au foie une impression nerveuse réflexe qui augmente la sécrétion de la matière sucrée.

M. Jacoud admet trois sortes de diabétiques : 1° le diabétique que fait du sucre seulement aux dépens des aliments amylacés et conserve son embonpoint; par la suppression de ces aliments on obtient une guérison artificielle; 2° celui qui fait du sucre aux dépens des aliments azotés, le malade conserve son embonpoint tant que ses organes digestifs sont en assez bon état pour digérer les aliments surabondants dont il se nourrit, chez lui la polyphagie est nécessaire; 3° enfin, le diabétique qui fait du sucre aux dépens de lui-même, de sa propre substance. Lorsqu'il peut être alimenté, ses aliments ne lui portent pas profit, puisqu'ils sont employés à faire du sucre; le malade amaigrit rapidement et fatalement. Le premier malade a une glycosurie amylacée, et les deux autres, une glycosurie azotée dont les matériaux sont fournis, soit par les aliments azotés, soit par leurs propres tissus. Tant que l'excrétion d'urée n'est pas accrue, ou bien aussi longtemps que son accroissement peut être imputé à la polyphagie, il n'y a pas là une cause additionnelle de détérioration pour l'organisme. L'équilibre est maintenu par l'équilibre des fonctions digestives, mais lorsque les aliments ingérés ne peuvent rendre compte de l'excès d'urée perdue, il faut nécessairement que cette urée provienne de la désintégration des tissus. Tout alors concourt à amener la consomption, ce n'est plus la Glycosurie, c'est l'azoturie, le malade vit aux dépens de lui-même, c'est l'autophagie.

Les Anglais, Harlay entre autres, ont admis deux formes de diabète : 1° le diabète produit d'une excessive formation de sucre; 2° le diabète provenant d'une assimilation défectueuse du sucre, le premier est le diabète gras, le second le diabète maigre. Ce qui expliquerait, suivant Harlay, comment dans le premier cas un diabétique augmenterait ses forces et en acquerrait de nouvelles par la diète animale, tandis que le second, tout en suivant le même régime, perdrait à la fois chair et énergie, bien que peut être la quantité de sucre excrétée par les urines diminue. Dans ce second cas, la diète animale réussirait moins, ce qu'il faudrait à ce diabétique, ce serait une diète animale et végétale, plus facilement assimilable. Ce serait, au dire d'Harlay, dans cette seconde forme que le traitement au sucre candi, proposé par Piorry, et que pour son compte il repousse, aurait pu présenter quelques cas de réussite.

Nous ne trouvons pas que les caractères propres à faire reconnaître ces deux formes de diabète soient assez tranchés pour les différencier. Nous penserons, avec M. Jacoud, que ces deux formes présentent plutôt les étapes successives d'une seule maladie à évolution plus ou moins rapide.

Première période. Le malade forme du sucre avec les aliments féculents, l'aberration nutritive ne porte que sur l'évolution organique des matières amylacées, on peut la maintenir parfois et peut-être même la guérir. Deuxième phase, l'aberration atteint également l'évolution des matières azotées, le malade en emploie la plus grande partie à former de la glycose; si la polyphagie permet alors de réparer les pertes, le diabétique peut rester gras et ne subir qu'une médiocre déchéance, le budget organique est encore en équilibre, mais c'est un équilibre artificiel. Troisième période, l'équilibre est rompu, le malade emploie ses aliments et sa propre substance à faire du sucre et de l'urée en excès, la dépense l'emporte sur la recette, la consomption apparaît, le diabète gras devient un diabète maigre.

Néanmoins il y a quelque chose de pratique dans ces deux formes des Anglais qu'il est bon de ne pas oublier. Dans la première forme résultant d'une trop grande quantité de sucre, le malade n'est pas nécessairement maigre et faible, il peut, au contraire être gras, coloré et sembler jouir d'une bonne santé. Ceci se présenterait surtout dans les cas légers et même dans les premières périodes chez ceux qui marchent vers une terminaison fatale; dans cette classe de malades, ce n'est que lorsque l'affection a produit des ravages considérables sur la constitution qu'apparait une véritable émaciation. Dans la seconde classe de diabétique, résultant de l'assimilation défectueuse du sucre, l'émaciation est un des symptômes les plus précoces et les plus permanents. L'amaigrissement, la perte de la chair, comme disent les Anglais, étant souvent marquée avant que la maladie soit reconnue. Ce serait exactement l'inverse de ce qui arrive fréquemment dans la première classe, ou le malade reçoit ordinairement le premier avertissement de la découverte accidentelle du sucre dans son urine.

Tout ceci est fort juste, mais M. Durand Fardel fait observer que s'il est naturel d'attribuer pour une part les phénomènes présentés par les diabétiques, tels que l'abaissement de température, l'amaigrissement, l'atonie musculaire, l'impuissance, etc., à la production insuffisante d'éléments de caloricité et aux pertes en sucre et urée, lesquels réalisent une combinaison de l'azoturie et de la glycosurie, c'est-à-dire supposent une contribution des éléments organiques eux-mêmes, à défaut d'introduction suffisante d'éléments réparateurs du dehors ; dans la majorité des cas, le développement des symptômes du diabète n'attend pas la période d'épuisement ; tous peuvent être et sont souvent des symptômes primitifs. Cependant nous considérons que si, comme dans la diathèse urique, l'organisme est imprégné d'une matière morbide dont la présence ne peut être que nuisible, il nous sera difficile de ne pas lui attribuer ces témoignages d'une altération profonde de l'innervation et de la nutrition et les accidents particuliers, tels que les anthrax, la gangrène, la phthisie, etc.

L'abaissement de température existerait toujours dans le diabète avancé; on pourrait ainsi, d'après M. Jacoud, établir par ce seul signe la période de la maladie. Seulement la température axillaire, normale à 37°, est trop élevée, et l'oscillation thermométrique entre 35° et 36°, existant chez les diabétiques, se trouverait par suite également exagérée. M. Ch. Sainte-Claire Deville, membre de l'Institut, qui fait depuis longtemps sur lui-même et fait faire sur ses élèves des expériences bi-quotidiennes sur la thermalité du corps, ne trouve pas que la température normale et moyenne puisse dépasser 36, 20 ou 30°.

Nous voyons que le diabète déprime les forces, donc nous devons conclure que dans le traitement on doit avant tout relever l'organisme et le mettre dans le meilleur état, afin qu'il soit capable de résister à la décomposition qu'entraîne une telle maladie.

M. Brouardel, dans sa thèse (*Etude critique des diverses médications employées contre le Diabète sucré*), les divise en trois classes : la première a pour but d'empêcher autant que possible la formation du sucre en excès, et, comme les aliments en sont la source principale, elle consiste à modifier l'alimentation dans ce sens, c'est-à-dire à empêcher l'introduction du sucre dans l'économie, d'où le régime alimentaire animal et antiglycosurique. Dans une deuxième classe, doivent se ranger les médicaments qui par leur action plus spéciale sur le système nerveux, auront pour objet d'empêcher la formation du sucre, sous l'influence des troubles de l'innervation, ainsi que plusieurs moyens s'adressant plus spécialement à la lésion nerveuse qui aurait été le point de départ de la glycosurie, tels que l'opium, le bromure de potassium, la teinture d'iode, les préparations de valeriane, de strychnine, les révulsifs, etc.

Pour répondre à la troisième indication et combattre les fâcheux effets de la présence permanente dans l'organisme du sucre en excès, une troisième classe comprend les médications s'adressant à cet état, et qui en favorisent l'élimination ; telles sont les médications alcalines, oxydantes, les inhalations d'oxygène, l'exercice musculaire.

La médication alcaline date de loin, Willis, Rollo, employèrent l'eau de chaux dans le diabète. Ce sont principalement les travaux de MM. Bouchardat et Mialhe qui ont donné à la médication alcaline l'importance qu'elle a obtenue dans le traitement du diabète. M. Mialhe l'avait préconisée dans le but de combattre par les alcalins l'acidité des liquides de l'économie et principalement du sang ; mais il fut démontré que le sang des diabétiques était aussi alcalin qu'à l'état normal. Au reste, cette théorie a été abandonnée par son auteur, qui depuis a attribué le diabète à une affection nerveuse.

Pour Pavy, le sucre est un produit de décomposition cadavérique ou d'une altération pathologique. Selon lui, la matière glycogène ne se transforme pas en sucre, parce que le ferment contenu dans le sang ne saurait agir, retenu qu'il est par une influence nerveuse, la vie cesse, ou survient un état pathalogique spécial, le ferment recouvre sa liberté d'action et le sucre se forme. Les alcalins empêchent et diminuent la formation du sucre aux dépens de la matière glycogène; tout ceci est hypothétique, mais il paraît bien démontré par l'expérience, que les alcalins, s'ils ne guérissent pas, du moins modifient et diminuent la secrétion du sucre, la glycosurie, quoique M. Hirzt se soit inscrit contre cette médication, en rapportant des faits qui établissent que la médication alcaline n'a pas la moindre action sur le diabète. Ceci prouve que la même médication ne convient pas dans tous les cas; les malades sur lesquels M. Hirzt a expérimenté étaient de ceux qui étaient réfractaires à la médication alcaline.

Comment agissent les alcalins dans le diabète et particulièrement l'eau de Vichy? Comment se fait-il que des alcalins qui sont placés parmi les médicaments altérants, aient pu être employés avec avantage dans le traitement d'une maladie caractérisée par un trouble profond de la nutrition, une exagération de la désassimilation et qui aboutit fatalement à la cachexie. Comment cette médication agit-elle à la manière des reconstituants? C'est en excitant la nutrition, en augmentant la sécrétion de la peau qui est sèche, etc.? Toujours est-il que sous l'influence des eaux de Vichy, la glycosurie diminue rapidement pendant le traitement et dès les premiers jours. Cette disparition du sucre des urines a une durée plus ou moins grande. Mais, ne doit-on pas craindre parfois la cachexie alcaline? Ces eaux très-alcalines ne pouraient-elles pas parfois affaiblir le malade?

Les Eaux de Pougues sont alcalines, mais à moindre degré que celles de Vichy. Par leur composition où la chaux domine, la quantité de fer qu'elles contiennent, elles sont plus reconstituantes et auront une action à la fois alcaline et tonique, qui dans certains cas de diabète pourraient mieux convenir et produire peut-être un effet plus durable.

Sous l'influence des alcalins, le sang fixe une plus grande quantité d'oxygène et brûle la matière sucrée en excès. Aussi, comme le dit très-bien M. Demarquay, dans son *Essai de Pneumatologie*, on pourrait appliquer au traitement du diabète, les alcalins et les inhalations d'oxygène, d'autant mieux que, quelle que soit l'idée qu'on se fasse de cette maladie, le but de la thérapeutique est toujours le même : brûler la matière glycosurique formée (1).

Nous avons vu que les anciens médecins, Willis, Rollo, etc., donnaient l'eau de chaux dans le traitement de cette affection. Les eaux de Pougues, alcalines à base calcique, répondraient à ces indications. Elles produisent un effet très-favorable, peut-être moins rapide que celles de Vichy, bien que j'aie souvent vu des malades arriver à Pougues, présentant une quantité considérable de sucre dans leurs urines, et chez lesquels il disparaissait complétement après huit à dix jours de traitement. Mais ce que j'ai vu surtout, ce sont des effets durables, persistants. Je ne prétends pas que les malades soient complétement guéris et qu'ils ne soient plus sous le coup d'une rechute, si surtout il viennent à abandonner trop légèrement leur régime.

Proust disait que les diabétiques étaient toujours placés sur le bord d'un précipice, qu'ils étaient dans un danger continuel de mort, par suite des effets indirects aussi

(1) Un appareil destiné à donner des inhalations de gaz oxygène va être établi à la station de Pougues et pourra être utilisé dans le traitement du diabète et d'autres affections auxquelles ce genre de médication pourrait convenir.

bien que directs de la maladie, parce qu'ils ne possédaient plus en eux le principal vital nécessaire qui permet aux personnes en bonne santé de résister aux attaques de la maladie. Ceci est dû à la mauvaise nutrition que produit le diabète, et qui rend la constitution apte à contracter des inflammations de mauvaise nature, qui, sur un individu en bonne santé, n'auraient pas d'action, ou ne produiraient qu'une maladie temporaire, tandis qu'engendrées chez un diabétique, elles amènent rapidement une fatale terminaison.

Marchal de Calvi termine son ouvrage sur le diabète par les conclusions suivantes :

« Le diabète est très commun, aussi commun qu'insidieux ; le plus souvent il a été et il est encore méconnu, parce que, généralement, ceux qu'il atteint sont très vigoureusement constitués et conservent longtemps leur belle apparence et leur activité.

Tout homme gras et robuste, qui mange et boit bien, qui est sujet aux furoncles, qui surtout a eu des anthrax, dont le caractère change, qui a les gencives ramollies, qui a souffert de la gravelle, du lombago, de la sciatique, est suspect d'avoir le diabète, et l'on ne peut trop se hâter de s'en assurer ; à plus forte raison s'il maigrit et s'affaiblit. »

Dans toute maladie à symptômes obscurs, il faut penser au diabète.

Dans aucune maladie, l'apparence n'est plus trompeuse que dans le diabète, dans aucune la mort n'est plus habile à dissimuler ses coups.

C'est donc pour obvier à ces terminaisons funestes et empêcher l'économie de se laisser ainsi abattre et subjuguer par une foule d'accidents qui deviennent fatals dans des circonstances pareilles, que nous devrons nous efforcer de combattre ces fâcheuses tendances. Le régime, l'exercice en plein air, et même les fatigues corporelles, comme le prescrit le professeur Bouchardat, les médications appropriées et l'usage d'eaux minérales toniques et fortifiantes, capables de modifier la sécrétion urinaire, tout en changeant la nature du sang, tels sont les moyens principaux qui doivent être employés, et au nombre de ces moyens, les Eaux de Pougues (Source Saint-Léger), me paraissent devoir jouir d'une faveur toute spéciale.

J'ai recueilli des faits nombreux qui prouvent l'efficacité de cette médication, et comme preuve à l'appui, je vais en présenter un certain nombre qui prouveront la vérité de ce que j'avance.

Nº 1. — M. le baron de La R., me fut adressé au commencement de juillet 1869, par M. le Dr Gouraud qui lui avait remis la note suivante : « M. de la R., âgé de 62 ans, d'un tempérament lymphatico-sanguin, dont le père et la mère sont morts dans un âge très-avancé, s'était lui-même toujours très bien porté, lorsqu'en 1856 (*13 ans avant*), il fut subitement frappé de paraplégie. On crut d'abord à une hémorrhagie rachidienne, mais la rapidité avec laquelle le malade recouvra l'usage des membres inférieurs fit rejeter ce diagnostic ; quelques semaines en effet suffirent pour que M. de la R. put marcher et reprendre sa vie ordinaire. Il resta cependant toujours un peu de faiblesse des membres inférieurs, la santé générale se maintint en bon état.

Il y a 6 mois environ M. de la R. fut pris d'une soif très-vive, de sécheresse de la bouche, de flatuosités pendant la digestion, de difficulté et de caprice dans l'émission des urines qui ne deviennent cependant pas très-abondantes, la faiblesse des membres inférieurs se fit sentir davantage, un essai d'hydrothérapie fut immédiatement suivi d'un gonflement œdémateux du membre droit pendant plusieurs semaines.

Aujourd'hui, 28 juin, la soif est beaucoup moindre, la bouche n'a plus de sécheresse, mais la digestion est lente et l'estomac flatulent. Les urines, sans être abondantes, contiennent 74 *grammes* de sucre par litre, elles ne sont pas albumineuses ; dans ces conditions le Dr Gouraud pensa qu'il était opportun de soumettre M. de la R. à une médication alcaline tonique et fortifiante, à raison de son état dyspepsique et glycosurique, et c'est ce qui le détermina à me l'adresser à Pougues.

Tel était l'état de M. de la R. à son arrivée : en raison des antécédents du malade, nous crûmes, tout en nous conformant à l'avis de son médecin habituel et après avoir fait un examen très-attentif de tous les organes, qui nous ont paru fonctionner normalement et n'être atteints d'aucune lésion, prescrire un traitement peu actif. Le malade dut boire très-modérément, prendre des bains courts et frais. Comme M. de la R. avait une tendance marquée à la constipation, nous fîmes promptement cesser cet état par l'usage un peu prolongé des douches ascendantes. Le régime anti-féculent et anti-sucré, fut observé avec rigueur et exactitude par le malade. Le traitement fut commencé le 6 juillet, et, dès le 18 les urines ne présentaient plus que 8 grammes de glycose par litre.

Je joignis au traitement l'usage des bains de siège à eau courante, dont j'apprécie tous les jours la grande utilité dans la faiblesse des voies urinaires, accompagnée ou non de catarrhe vésical.

L'état général du malade subit immédiatement une grande amélioration. Les digestions s'effectuaient merveilleusement, l'appétit était excellent, les forces amoindries étaient revenues. M. de La R. se plaignait toujours de ses douleurs et de sa difficulté à marcher, je fus amené à lui prescrire des douches généralee tièdes, et plus tard un peu fraîches; je mis la plus grande circonspection dans l'emploi de ce moyen puissant, en considération de l'âge, de l'affection primitive du malade, et de l'insuccès d'une première tentative. Je n'eus pas à m'en repentir, les douches donnèrent plus de forces, rendirent les mouvements plus libres et ne produisirent aucun accident.

Les urines étaient souvent examinées et présentaient à chaque examen une amélioration sensible. Enfin, le 25 juillet une deuxième analyse fut faite, comme celle du 13, par M. Mélard, pharmacien de Nevers, ancien interne en pharmacie des hôpitaux de Paris, et élève de M. Grassi; les urines ne donnaient plus de traces de Glycose.

M. de La R. partit de Pougues le 28 juillet, enchanté de son traitement, et promettant d'y revenir l'année suivante. J'eus l'occasion de le voir à Paris dans le courant de l'hiver, il avait une mine superbe, le teint frais, rosé ; il était rajeuni. M. de La R. ayant eu soin de faire faire de nouveau et à plusieurs reprises l'examen de ses urines, elles ne donnaient aucune trace de sucre, ou du moins la quantité en était tellement minime qu'elle ne pouvait être dosée, de temps en temps il faisait usage des Eaux de Pougues, pendant une vingtaine de jours consécutifs.

M. de La R. revînt à Pougues le 30 juin 1870, éprouvant quelques douleurs dans les jambes et des difficultés à marcher, bien moindres toutefois que l'année précédente, ainsi qu'une tendance à la constipation; quelques traces de glycose se présentent dans ses urines. Il reprend son eau, des bains, des douches ascendantes et des douches écossaises, et bientôt on ne trouve plus trace de glycose dans ses urines. Enfin, il repart le 21 juillet, ingambe, frais, dispos et plus fort qu'il n'a jamais été depuis longtemps. J'ai revu depuis M. le baron de R. qui a toujours conservé sa bonne santé, il surveille son régime, mais il ne s'abstient plus aussi sévèrement que la première année, de toute substance amylacée.

Tel est le résultat obtenu chez un diabétique très-prononcé. J'ai tenu à présenter l'état de ce malade pendant deux saisons consécutives. On voit ici que la guérison a été manifeste, non passagère, mais durable.

N° 2. — Mme C., âgée de 72 ans, se présente dans mon cabinet, vers la fin du mois de juillet 1870. Cette dame, d'une constitution très-robuste, a le teint fleuri et toutes les apparences de la santé. Elle se plaint de perte de mémoire, d'affaiblissement dans la marche, la tête lui tourne, elle a une cataracte étoilée depuis deux ans, elle a eu un anthrax. Elle me dit qu'un de ses compatriotes, (elle est de Mantes), s'est très-bien trouvé des Eaux de Pougues, et qu'elle venait y chercher la santé, tout en me demandant quelle pouvait être son affection.

Je lui répondis que j'avais besoin d'un examen plus attentif pour me prononcer, qu'elle aurait la complaisance de me donner de ses urines le lendemain, et qu'après une analyse je lui donnerais une réponse. Je soupçonnais une glycosurie malgré l'aspect extérieur de la malade, la cataracte et l'anthrax me le faisaient présumer. L'haleine n'avait aucune fétidité.

En effet, l'examen des urines me donna un quantité considérable de Glycose, j'avais affaire au diabète gras des anglais. Je fis part de ma découverte à Mme C. qui fit l'étonnée, et j'ajoutai qu'avec le traitement que j'allais instituer et un régime très-sévère que je lui prescrivis, je répondais presque de la guérir. Deux jours après, cette dame revint dans mon cabinet et me dit alors, tout en me faisant des excuses, qu'elle connaissait fort bien son affection. Elle en était atteinte depuis deux ans, son médecin l'avait reconnue et même s'était fâché avec elle, parce qu'elle abandonnait souvent son régime. Elle avait été à Vichy les années précédentes.

Cette année on lui avait prescrit Pougues, et spécialement un professeur de la Faculté de Paris, qui ne pouvait croire, disait-elle, qu'elle fut diabétique, tant elle avait bonne mine;

mais elle lui présentait une analyse d'urine qui indiquait 75 grammes de glycose par litre. Elle avait ainsi voulu savoir, si, sans me prévenir, je pourrais trouver l'affection dont elle était atteinte.

Sous l'influence du régime animalisé et anti-glycosurique de l'eau de Pougues en boisson, des bains, je vis une transformation rapide s'opérer ; je suivais par l'examen la diminution du sucre dans les urines. Après trois semaines de traitement, je fis faire une analyse très-exacte par M. Mélard, les urines ne présentaient plus de trace appréciable de glycose, la malade était forte, digérait et marchait à merveille, bien entendu que la cataracte n'avait subi aucune modification.

N° 3 — M. V. me fut adressé au commencement de 1870, par mon excellent ami le Dr Huette, de Montargis. Ce malade, âgé de 44 ans, était d'une constitution robuste, mais bien détérioré par des abus de toute sorte. L'usage immodéré du tabac, des liqueurs alcooliques, lui avait délabré l'estomac ; les digestions étaient lentes, pénibles, difficiles. M. V. accusait une faiblesse générale et des membres abdominaux particulièrement, la marche était vacillante et il existait une sensibilité au bas des reins, qui augmentait à la pression ; la vue était très-affaiblie, une quantité notable de glycose fut trouvée dans les urines qui ne contenaient pas d'albumine.

Un traitement approprié vint combattre cet état et le transformer rapidement ; l'eau en boisson, les bains frais et les douches écossaises produisirent une amélioration rapide. La Glycose disparut promptement, la digestion se fit normalement, les forces revinrent, la marche devint ferme et solide; enfin, M. N. quitta Pougues, présentant l'état le plus satisfaisant.

N° 4. — M. C., âgé de 63 ans, d'une constitution robuste et assez replet, est malade depuis quinze à dix-huit mois ; à partir de cette époque il a vu ses forces diminuer, l'amaigrissement se produire, la soif augmenter ainsi que la quantité de l'émission de ses urines; analysées, elles ont donné 75 grammes de sucre par litre. Grâce à un régime approprié, la glycose est tombée à 15 grammes et s'y maintient. il m'arrive dans cet état vers le milieu du mois d'août 1870. Outre l'amaigrissement très-marqué, les digestions sont lentes et pénibles, la constipation prononcée.

L'eau en boisson, les bains, les douches ascendantes, tel est le traitement mis en usage, la glycose disparait rapidement ainsi que la constipation, l'appétit et les forces reviennent, le malade part après trois semaines, complètement rétabli.

Je le revois les années suivantes en 1871 et 1872, bénéficiant toujours des effets de sa première cure, fortifié, bien portant et venant confirmer ces premiers résultats.

N° 5. — Mme la baronne S..., âgée de 42 ans, d'un tempérament lymphatique, est malade depuis quatre ans, a des pertes utérines fréquentes, qui se renouvellent abondamment à chaque époque menstruelle. Les digestions sont lentes, laborieuses, accompagnées de fréquents maux d'estomac. La malade est devenue pâle, œdematiée, les urines sont glycosuriques. D'après les analyses faites par M. Grassi, elles ont fourni jusqu'à 60 grammes de sucre par litre, maintenant elles n'en donnent plus que 2 grammes, mais Mme S. est toujours pâle, faible, et digère mal, une des jambes présente une infiltration séreuse, mais on ne trouve aucune lésion appréciable.

Mme la baronne S. subit un traitement de quinze jours de durée seulement. La glycose disparaît complétement, le teint se colore, l'infiltration disparaît, la digestion s'opère bien et les forces reviennent.

J'eus l'occasion de revoir ma malade pendant l'hiver, elle avait conservé son teint frais et coloré, n'avait plus de maux d'estomac et digérait parfaitement. Elle n'avait plus de sucre dans les urines et faisait de temps en temps usage des eaux de Pougues.

N° 6. — Mme F., âgée de 72 ans, d'une constitution délicate, ayant éprouvé beaucoup de chagrins, est très affectée par l'âge et par les misères qu'elle a essuyées. Cette dame a été pendant plusieurs années fort sujette à des maux d'estomac, caractérisés par de la pesanteur et du gonflement après les repas et par la production d'une quantité considérable de gaz, sans goût et sans odeur, qui étaient incessamment expulsés par la bouche. Ces accidents ont disparu, l'appétit est devenu meilleur, mais deux ans après, il est survenu une polydepsie fatigante, qui est accompagnée d'un état de faiblesse tel, que c'est un véritable travail pour Mme F. de se livrer au moindre exercice. Depuis cette époque les urines son devenus glycosuriques. Grâces aux traitements qui ont été suivis, la proportion du sucre a varié entre 50 et 20 grammes, aujourd'hui, elle n'est que de 36. Depuis quelques mois, il est survenu des douleurs rhumatismales sur le trajet du nerf sciatique de la jambe gauche, qui, d'abord assez vives, se sont modérées et produisent de la gêne plutôt qu'une véritable douleur, mais rendent la marche difficile et pénible ; au reste, peu d'appétit, cataracte d'un œil, diarrhée fréquente, et soif assez intense avec émission d'urines abondantes. Le traitement consistant en eau prise en boisson, bains, douches tièdes, produit une amélioration assez sensible, mais moins marquée que chez mes autres diabétiques. La malade est bien affaiblie, sa constitution est bien détériorée. Les urines examinées souvent, présentent à peu près la même quantité de sucre qu'à l'arrivée ; ce n'est qu'après trois semaines de traitement que nous voyons, sous ce rapport, un progrès notable, mais pas une disparition comme chez les autres malades. L'état général s'est amélioré, l'appétit revient, la soif disparaît, les forces augmentent, la malade marche mieux, elle a meilleur teint, bien que la dernière analyse donne encore 22 grammes de sucre par litre. Néanmoins, cette amélioration dans l'état général persiste et même augmente après son départ de Pougues, et se maintient les années suivantes.

Nº 7. — M. P., âgé de 58 ans, d'une constitution lymphatique, petit et gros, ancien huissier de Paris, puis préposé au marché de Poissy, a beaucoup travaillé et n'a pas toujours été d'une grande sobriété. Il est malade depuis dix ans, a éprouvé des douleurs générales, a perdu l'appétit et depuis un an surtout a vu ses forces diminuer graduellement, en même temps que la soif devenait plus intense; et que ses urines augmentaient de quantité. C'est dans cet état que ce malade fut consulter M. le Dr Genouville, qui constata chez lui une assez grande quantité de sucre et d'albumine dans les urines. Après un mois de traitement il me l'adressa à Pougues, vers le milieu de juillet 1869.

M. P. m'arriva pâle, bouffi, très-affaibli, avec une fétidité de l'haleine caractéristique. Je constatai chez lui que l'urine contenait beaucoup de sucre et d'albumine.

Je lui administrai l'eau à dose faible et progressive, des bains tièdes, des douches chaudes, puis tempérées, et enfin froides et un régime alimentaire approprié.

Sous l'influence du traitement, l'état général s'améliora notablement, bien que les urines ne présentassent pas tout d'abord de grands changements. Le 26 juillet, elles renfermaient plus d'albumine qu'à l'arrivée, la quantité de sucre avait diminué; néanmoins le malade reprenait des forces, l'appétit était revenu, la diffusion séreuse disparue, et le 2 août, nous constatâmes, par une analyse faite par M. Mélard, 3 grammes d'albumine et 18 grammes de glycose par litre. Le 10, nouvel examen, la chaux ne donnait plus qu'une teinte légèrement jaune à l'urine, l'acide nitrique ne fournissait plus qu'une trace très minime d'albumine, la chaleur n'en coagulait plus. Enfin, le 14 août, après un mois de traitement, l'état de M. P... était très satisfaisant, il avait le teint frais, son haleine n'avait plus de fétidité, ses forces étaient revenues. Nous avions obtenu, sinon une guérison qui n'était pas possible chez un sujet aussi profondément atteint, du moins une amélioration très sensible qui prolongeait son existence.

N° 8. — M. C..., âgé de 60 ans, m'est adressé par M. le docteur Barth. Ce malade est fortement constitué, mais nerveux et bilieux, a passé dix années aux Colonies sous l'équateur. Il a été très diabétique, ses urines ont fourni jusqu'à 150 grammes de sucre par litre; aujourd'hui, après un régime antiglycosurique, elles n'en donnent plus que 30. Il s'est mal trouvé des eaux de Vichy prises à la source, elles l'ont affaibli, sans modifier d'une manière durable son affection.

Ce malade, à son arrivée, le 10 juillet 1869, présente un teint jaune qui est un peu naturel chez lui, mais néanmoins exagéré. Le foie, du reste, ne paraît présenter aucune lésion, digestions lentes, difficiles, faiblesse générale et 30 grammes de glycose par litre, comme il a été dit précédemment. L'eau en boisson et les bains, tel est le traitement suivi; sous son influence, l'amélioration se prononce rapidement; l'appétit revient ainsi que les forces. Après douze jours de traitement, les urines ne donnent plus que 7 grammes de glycose; après vingt-et-un jours, elles n'en donnent plus de trace appréciable et le malade part fortifié, présentant l'état le plus satisfaisant.

N° 9. — M. B..., propriétaire-agriculteur du Berry, âgé de cinquante-un ans, d'une constitution robuste, m'arrive à Pougues vers le milieu de juillet 1869 pour y être traité d'une dyspepsie caractérisée par des digestions lentes et difficiles, des douleurs stomacales et abdominales, des envies de vomir avec une diminution progressive des forces. Il avait été pendant quatre années consécutives à Néris pour des douleurs rhumatismales générales. L'haleine du malade avait une certaine fétidité, il avait une soif intense et des urines fréquentes. J'examinai les urines et j'y trouvai une quantité très notable de sucre. Je prescrivis à M. B..., outre de l'eau de Pougues en boisson, des bains et des douches, un régime antiglycosurique sévère auquel il se soumit fort mal. Après huit jours de traitement, j'examinai les urines et je fus tout étonné de voir que la glycose, loin de diminuer, augmentait. J'appris que M. B... n'observait pas mes prescriptions, qu'il allait au café où il prenait des liqueurs, du café très sucré; l'amaigrissement se prononçait. J'effrayai le malade et lui fit sentir qu'en continuant de la sorte il marchait à sa perte. Il suivit alors mieux son régime, et à son départ les urines renfermaient moins de glycose, je lui donnai un régime très sévére et il partit ainsi dans des conditions un peu meilleures, mais qui auraient été tout autres s'il m'avait mieux écouté.

M. B... revint à Pougues au commencement de juillet 1870. Il m'avoua que l'année précédente, ne tenant pas trop compte de mes observations, rentré chez lui, il était devenu beaucoup plus souffrant, qu'il avait beaucoup maigri. Il avait vu sa soif augmenter en même temps que la quantité des urines émises, ses forces diminuaient chaque jour, cet état l'avait convaincu de la nécessité pour lui de se conformer à mes prescriptions. Il avait alors suivi un régime fort sévère, avait fait usage à plusieurs reprises d'eau de Pougues et avait vu revenir sa santé.

Je le trouve, en effet, dans un bien meilleur état que l'année précédente. Il n'avait plus cette soif qu'il ne pouvait plus satisfaire et ses urines n'étaient plus abondantes. Son haleine avait toujours une certaine fétidité. Le 5 juillet, j'examinai les urines, je constatai environ 10 grammes de sucre par litre; au deuxième examen, qui eut lieu huit jours après, j'en constatai davantage, au troisième, j'en recueilli plus qu'au premier examen Tout cela tenait à l'indocilité du malade qui, se sentant plus fort et tout à fait bien, négligeait son régime, faisait des écarts qu'il réprimait lorsque je l'avertissais après mon examen, et alors au suivant, je constatais de suite une amélioration sensible.

Enfin, dans le commencement du mois d'août, M. B... rentrait chez lui beaucoup mieux, digérant parfaitement et ne présentant que très peu de glycose dans ses urines.

Chaque année il revient à Pougues suivre son traitement, de temps en temps, il prend de l'eau chez lui et combat par ce moyen une affection dont il possède toujours le principe, négligeant souvent un régime qui lui impose des privations gênantes. Il peut ainsi néanmoins conserver un état de santé satisfaisant et empêcher les progrès de sa maladie.

N° 10. — Mme F..., âgée de cinquante-neuf ans, grosse, replète, vigoureusement constituée, fut prise, il y a quatre ans, à l'époque de la ménopause, d'un eczéma très intense et très douloureux qui siégeait principalement aux aines, aux cuisses et sous les seins. Les eaux de Néris, d'Evian, les bains alcalins furent successivement employés contre cette affection. Il est survenu concurremment un diabète prononcé, les urines ont fourni jusqu'à 80 grammes de sucre par litre. Les traitements alcalin et arsenical ont été employés contre cette affection qui avait presque complètement disparu, mais alors est survenue une bronchite capillaire intense qui a beaucoup fait souffrir la malade. Mme P... arrive à Pougues débarrassée de cette affection, mais elle est très affaiblie, elle a le teint pâle, ses urines sont abondantes, elles donnent 15 grammes de sucre par litre; l'eczéma qui avait diminué en même temps que la glycose a reparu et est assez prononcé.

L'eau en boisson, les bains rendus encore plus alcalins par l'addition de sous-carbonate de soude, le régime antiglycosurique, tel est le traitement suivi. Après huit jours de traitement, les urines ne fournissent plus que 8 grammes de sucre, après vingt-et-un jours, on n'en trouve plus trace, l'eczéma a à peu près disparu, les forces sont revenues, le teint excellent; enfin, la malade part présentant une transformation complète.

J'ai eu l'occasion de revoir pendant l'hiver Mme F..., elle conserve les bénéfices de sa cure, sa mine est superbe, elle se sent forte et se porte très bien.

N° 11. — M. M..., âgé de cinquante-trois ans, a fait beaucoup d'excès et est diabétique depuis longtemps. La quantité de glycose a beaucoup varié; dans ce moment les urines en contiennent 60 grammes par litre, il a eu des anthrax, a la langue sale, peu d'appétit, une grande faiblesse de la vue, peut à peine se conduire.

Sous l'influence des bains, des douches, de la boisson, son état s'améliore rapidement, l'appétit revient, la glycose diminue promptement et le malade part présentant déjà un état très satisfaisant, bien qu'il n'ait pas fait un traitement complet, forcé de partir un peu trop vite.

N° 12. — Mme M., âgée de 56 ans, bien constituée, est diabétique depuis 9 ans, a eu jusqu'à 80 grammes de sucre; elle a fait beaucoup de traitements. A son arrivée à Pougues, son urine donne 57 grammes de glycose par litre. Elle a le teint pâle, est très affaiblie, amaigrie, a des battements de cœur, un affaiblissement de la vue, peu d'appétit et de la constipation.

Sous l'influence du traitement consistant en eau en boisson, bains, douches ascendantes, l'appétit et les forces reviennent, le sucre diminue rapidement, la malade reprend une mine splendide et n'a plus que 3 grammes de sucre à son départ de Pougues.

Cet état d'amélioration continue pendant l'hiver, et sans observer un régime très-sévère, la glycosurie ne fait pas de nouveaux progrès.

N° 13. — En 1871, M. l'abbé B., âgé de 31 ans, a vu deux ans auparavant, sa santé se déranger à la suite de travaux intellectuels et de grandes préoccupations. Il avait été pris de palpitations très-pénibles, avec bruit de souffle, grande diminution de forces, augmentation de la soif et des urines, il était en même temps survenu chez lui une exophtalmie et un léger engorgement de la glande thyroïde. Ses urines fournissaient 25 grammes de glycose par litre. Sous l'influence du traitement, consistant en eau en boisson, bains, douches, régime animalisé et antiglycosurique, le sucre disparut promptement des urines, la soif s'apaisa, les forces revinrent, le teint pâle et défait refleurit, et le malade après un mois de traitement, retourna chez lui fort et vigoureux.

L'amélioration acquise persista, le malade revint en 1872 confirmer cette guérison. Les battements de cœur avec le bruit de souffle, l'exophthalmie et le gonflement de la glande thyroïde avaient disparu, il n'y avait plus de sucre dans les urines.

N° 14. — M. D., âgé de 40 ans, malade depuis cinq mois à la suite d'excès et de fatigues, avait vu sa soif augmenter ainsi que la quantité de ses urines; en même temps ses forces ont diminué, sa vue s'est affaiblie, la langue est rouge et les fonctions digestives s'accomplissent très mal. Les urines donnent à la fois du sucre et de l'albumine, 3 grammes 75 d'albumine et 19 de glycose.

La boisson, les bains, les douches modifièrent promptement l'état de ce malade, la glycose disparut rapidement, mais l'albumine persista plus longtemps. D'un caractère un peu changeant, M. D. voulut aller à Vichy, mais il n'y éprouva pas l'amélioration qu'il avait vu commencer à Pougues, il revint bientôt dans cette station, et au mois de septembre il y fit une seconde saison, il retourna à Paris présentant l'état le plus satisfaisant.

N° 15. — Mme de C., âgée de 50 ans, a eu une péritonite il y a 25 ans, à la suite d'une fausse couche, ses règles cessèrent à cette époque et n'ont reparu que depuis 3 ans. Ses jambes sont œdematiées par suite d'une circulation veineuse incomplète, les digestions sont lentes et difficiles, le pouls petit, le teint pâle, les forces diminuées, les urines sont abondantes, elles ne donnent aucune trace d'albumine; mais de la glycose en assez petite quantité. Sous l'influence du traitement qui consiste en douches et eau prise en boisson, les forces reviennent avec l'appétit, l'œdeme des jambes disparait ainsi que la glycose des urines, dont on ne trouve plus aucune trace et la malade quitte Pougues tonifiée et très-fortifiée.

N° 16. — M. C. âgé de 65 ans, professeur, menait une vie assez sédentaire, et livré à des travaux intellectuels fatigants et absorbants, est souffrant depuis longtemps. Il voit ses forces s'en aller, se plaint de perdre l'appétit, a des digestions lentes et difficiles, est souvent pris de diarrhées prolongées qui l'affaiblissent beaucoup. Ce malade venu à Pougues pour soigner ses voies digestives qu'il trouve délabrées, a un faciès fatigué, une soif assez vive et urine abondamment. Je soupçonne un affection diabétique, il m'en donne tous les signes rationnels. L'examen attentif de ses urines est faite, on trouve 25 grammes de glycose par litre avec une augmentation de la densité. L'eau en boisson, les bains, les douches et le régime animalisé avec l'abstention des aliments féculents est prescrit, ainsi que des promenades prolongées sans néanmoins surmener le malade.

L'amélioration se produit très-rapidement, l'appétit revient, la digestion s'accomplit bien, les urines diminuent et la glycose finit par disparaître complétement.

Je revois cinq mois après, M. C. qui me présente toujours un teint frais et fleuri, trouve sa santé parfaite et a peine à comprendre que s'il veut se maintenir dans cet état, il doit toujours suivre son régime et prendre des précautions.

Le régime est très nécessaire dans le traitement du diabète, il doit être considéré comme le point le plus important; néanmoins, il n'en faudrait pas conclure qu'avec le régime seul on guérit le diabète, on atténue seulement l'affection en diminuant d'une manière très sensible la quantité de glycose qui se forme dans l'économie. J'ai déjà publié l'observation d'une dame qui, avec le régime seul, était arrivée à faire descendre à 10 grammes la glycose de ses urines sans pouvoir faire mieux, et qui, grâce aux eaux de Pougues, a vu rapidement disparaître entièrement le sucre de ses urines, disparition qui a persisté depuis ; de temps en temps elle fait usage de ces eaux.

Nous voyons que dans plusieurs observations de ce travail, un certain nombre de malades sont parvenus par le régime seul, à une réduction assez grande de sucre, mais la glycosurie n'en persistait pas moins, et ce n'est que le traitement suivi à Pougues qui l'a fait disparaître entièrement.

Quelle est l'action des eaux de Pougues dans cette maladie? Disons d'abord que la plupart de nos malades sont en même temps atteints de différents troubles digestifs, ils sont dyspepsiques. Ces eaux ont une action très puissante contre ces affections, elles les guérissent parfaitement. Il est donc tout naturel que chez les diabétiques atteints de troubles digestifs, le même traitement obtienne également un résultat favorable, mais comment en même temps ces eaux font-elles disparaître la glycose?

On a reconnu une analogie entre la goutte, la gravelle et le diabète. Dans la goutte, excès d'acide urique dans le sang et dépôt d'urate de soude dans les articulations; dans la gravelle, dépôt de ces mêmes substances dans les urines et formation par suite de graviers; enfin, le diabète, suivant certains auteurs, est aussi consécutif à la diathèse unique, à la présence de l'acide urique et excès dans le sang. Ce sont là les causes secondes. Évidemment, il existe des causes générales premières qui président à la formation de ces diathèses. Mais nous connaissons les heureux résultats obtenus par les eaux de Pougues dans le traitement de la goutte et surtout de la gravelle. Peu d'eau minérale a plus d'action sur cette maladie , les graveleux s'en trouvent merveilleusement bien. Il n'est pas étonnant qu'une affection tenant en partie aux mêmes causes soit modifiée aussi avantageusement par la même médication.

Notons pour finir, que l'eau de Pougues, alcaline, calcique et ferrugineuse, a un effet reconstituant marqué et très puissant. N'est-il pas tout naturel que dans une affection aussi débilitante que le diabète, elle produise un résultat très favorable?

DE L'ACTION THÉRAPEUTIQUE DU GAZ ACIDE CARBONIQUE

L'acide carbonique commença à être employé en thérapeutique vers le milieu du dix-huitième siècle par les Anglais, Priestley, Percival, Dobson, Beddoës, et le retentissement des cures obtenues par nos voisins se répandit en France, son emploi n'eut pas grande durée. Mojon, de Genève, essaya plus tard de le remettre en honneur, mais sans succès. Simpson d'Édimbourg, Herpin de Metz, appelèrent de nouveau l'attention sur les effets thérapeutiques de ce gaz, et nous vîmes des praticiens distingués en préconiser l'emploi, tels que Follin, Maisonneuve, Broca, Demarquay, etc. En Allemagne, dans différentes stations thermales, telles que Manhein, Kissingen, etc., des appareils complets furent établis pour donner des douches locales et générales de gaz acide carbonique. A Vichy, MM. Durand Fardel, Willemin, l'employèrent aussi avec succès, ainsi que Goin et Nepple à Saint-Alban. A Royat on donne encore des bains d'eau courante ou se dégagent des bulles nombreuses de gaz acide carbonique.

Mais nous sommes tombés à peu près dans une nouvelle période d'abandon, à Vichy, il n'est, je crois, plus employé. Les praticiens, qui, tels que M. Demarquay, en réconnaissent les bons effets, n'en font plus guère usage.

Cependant le gaz acide carbonique est d'un emploi facile, soit à l'aide d'appareils que tout le monde peut se procurer, soit auprès des sources minérales, qui en laissent dégager une grande quantité.

Ce gaz, mélangé à l'eau prise en boisson, produit des effets importants sur lesquels je ne veux pas m'arrêter, je voudrais seulement dire quelques mots sur ceux obtenus par les bains et les douches.

Le gaz acide carbonique a été successivement employé dans le traitement de la phthisie, des bronchites, des angines granuleuses, des pharyngites, des névralgies, des douleurs. En se fondant sur son action analgésique, détersive et cicatrisante, on l'a employé dans les cancers ulcérés du sein et de l'utérus. Il ne guérit pas évidemment, mais il calme les douleurs, il nettoie les plaies, leur donne un meilleur aspect, en diminue ou en fait disparaître la mauvaise odeur. Par son action résolutive, le gaz acide carbonique aide puissamment à la cicatrisation des vieux ulcères atoniques, il modifie avantageusement certaines affections chroniques des yeux. Il calme des douleurs nerveuses de la vessie, du canal de l'urètre, du vagin, le prurit vulvaire, il combat l'aménorrhée, etc.

Tout appareil produisant du gaz acide carbonique pourra être employé.

Médecin-inspecteur de Pougues (Nièvre), source minérale qui laisse dégager une quantité considérable de gaz acide carbonique, j'avais depuis longtemps pensé à l'utiliser chez un certain nombre de malades. J'aurais voulu pouvoir l'employer à l'aide de bains généraux et de douches locales. J'ai éprouvé des difficultés pour les bains qui, du reste, répondent à des indications bien moins déterminées, je me suis borné aux douches locales.

Dans cet établissement, on surcharge d'un excès de gaz acide carbonique les bouteilles exportées à l'aide d'un petit gazomètre dans lequel est recueilli une partie du gaz qui se dégage de la source. J'ai fait adapter à ce gazomètre un robinet, sur lequel je place un long tube en caoutchouc, fermé à son autre extrémité par un autre robinet auquel je puis adapter différentes sondes, petits conduits et appareils qui me permettent de diriger soit à la surface du corps ou dans différentes cavités des douches de gaz acide carbonique.

Autrefois on s'était beaucoup engoué de ce moyen thérapeutique, peut-être en avait-on exagéré les propriétés et les effets, aujourd'hui on le met trop en oubli, il est négligé et cependant il est utile, il peut être employé sans danger tout en le surveillant, surtout lorsqu'il est dirigé vers les voies respiratoires, car maintenant il est reconnu que ce gaz est seulement irrespirable, mais non toxique.

Son action locale excitante est très variable; chez quelques-uns de mes malades la sensation éprouvée était nulle. Chez le plus grand nombre il produisait d'abord une certaine excitation bientôt suivie d'une sédation manifeste. Chez d'autres, en bien petit nombre, l'excitation était douloureuse et semblait même augmenter les souffrances des malades. Ceci prouve une fois de plus que dans toute médication, l'action varie suivant la disposition, l'idiosyncrasie du malade, et que le médecin doit se rendre compte de ces mêmes dispositions pour y adapter les médicaments et les doses qui conviennent.

J'ai ainsi employé, chez un certain nombre de malades, des douches locales de gaz acide carbonique, généralement ils s'en sont bien trouvés, quelques-uns cependant n'ont pas obtenu de résultat. Je rapporte ici quelques-unes de ces observations qui me paraissent présenter de l'intérêt.

N° 1.—M. L..., âgé de soixante-deux ans, ancien magistrat, venu à Pougues comme graveleux, a un coryza des foins qui date de quarante ans. Chaque année, pendant deux mois, du commencement de juin à la fin de juillet, il est pris d'un coryza intense, caractérisé par une sécrétion très abondante, il salit jusqu'à douze mouchoirs par jour, M. L... a fait toute espèce de traitement pour se débarrasser de cette affection et sans obtenir aucun résultat. Il est arrivé à Pougues vers le 15 juin, complètement pris. La membrane pituitaire est rouge et gonflée, sensible ; la respiration par les narines est même difficile. Je propose à ce malade d'essayer chez lui les douches locales de gaz acide carbonique. Je pensais que cet agent comme anesthésique pourrait calmer les douleurs assez vives produites par cette irritation et peut être même agir comme résolutif et faire disparaître le gonflement et la rougeur de la muqueuse nasale. M. L... recevait chaque jour une douche au moyen d'une petite sonde en gomme élastique, introduite successivement dans chaque narine, la durée était de cinq à dix minutes. Le coryza cessa avec une rapidité surprenante; dès le deuxième jour, la secrétion anormale avait disparu avec la douleur, puis le gonflement de la muqueuse peu de temps après, l'air pénétra facilement par les narines et le malade fut complètement guéri après douze douches. Pendant tout le temps de son séjour à Pougues, qui fut de trente jours, il ne salit que sept mouchoirs, il ne mouchait plus; reste à savoir si l'année prochaine le coryza ne reparaître pas à la même époque. Il pourra toutefois utiliser le même moyen.

N° 2. — M. B..., âgé de quatre-vingt-cinq ans, graveleux depuis longtemps, atteint de catarrhe de vessie avec engorgement prostatique, abcès à la suite, etc., ne peut uriner qu'à l'aide de la sonde depuis vingt-cinq ans. Après chaque sondage qu'il pratique lui-même, M. B... éprouve des souffrances très aiguës dans le canal de l'urètre; ces souffrances durent quinze à vingt minutes et elles se renouvellent très souvent, parce que les besoins d'uriner se font sentir plusieurs fois chaque heure, jour et nuit.

Venu à Pougues pour chercher une amélioration à son catarrhe de vessie et tâcher de reprendre un peu de forces, résultat que la vertu bienfaisante de nos eaux lui procure, M. B... n'en éprouvait pas moins les souffrances si souvent réitérées après chaque sondage Je pensai que je pouvais essayer chez lui l'action analgésique du gaz acide carbonique. Chaque jour, je lui donnais des douches à l'aide d'une petite sonde introduite seulement de 5 à 8 centimètres dans le canal de l'urètre, j'avais soin de presser le canal sur la sonde, afin d'empêcher le gaz de sortir aussitôt son entrée. Ces injections firent très rapidement disparaître les douleurs si pénibles qui suivaient l'opération du cathérérisme, et même les besoins d'uriner s'éloignèrent de plus en plus. Au lieu de se sonder trois ou quatre fois par heure, le malade ne le faisait plus que tous les trois ou quatre heures.

Une fois rentré chez lui, et lorsqu'il ne fit plus usage de ces douches, M. B... fut bientôt repris de ses douleurs après chaque sondage. Alors il pensa aux douches de gaz, mais il voulut employer celui de la source. Sa demeure n'était pas éloignée de Pougues, il fit faire un appareil en caoutchouc que tous les deux jours il envoyait charger de gaz et put ainsi reprendre ses douches, qui de nouveau, le débarrassèrent de ses douleurs et en même temps de ses besoins d'uriner qui étaient également revenus.

N° 3. — M. R..., âgé de trente-six ans, vint à Pougues pour un catarrhe de vessie survenu l'hiver précédent à la suite d'un grand refroidissement éprouvé après avoir stationné longtemps dans la neige.

Indépendamment du catarrhe vésical, le malade, bien qu'il n'eût aucun écoulement urétral et que la muqueuse ne parût nullement irritée, éprouvait des douleurs très vives dans le canal de l'urètre après chaque miction. Le catarrhe fut modifié heureusement par nos eaux, mais les douleurs nerveuses n'en persistaient pas moins après chaque émission d'urine. J'ai cru devoir employer ces mêmes douches chez ce malade, et j'eus le plaisir de faire disparaître complètement ses douleurs de l'urètre après *deux* douches seulement de gaz acide carbonique.

Chaque année l'hospice de Nevers envoie à Pougues un certain nombre de ses scrofuleuses; le traitement qu'elles y suivent modifie avantageusement leur état. Parmi ces jeunes filles, nous en voyons qui sont atteintes d'ophtalmies scrofuleuses; je voulus essayer chez quelques-unes des plus gravement atteintes, l'emploi du gaz acide carbonique comme traitement local, j'en choisis deux présentant des cas très prononcés.

N° 4. — Marie X..., âgée de vingt-deux ans, qui a des glandes engorgées sous-maxillaires, des cicatrices scrofuleuses énormes, a une double ophthalmie caractérisée par une photophobie intense, rougeur caractéristique des muqueuses palpébrales et oculaires, ulcérations blanches sur les deux cornées, une taie sur l'œil droit. Je lui administre pendant dix jours consécutifs une douche de huit à dix minutes sur chaque œil, en ayant soin d'écarter les paupières. Un larmoiement assez intense est produit par cette douche sans aucune douleur. Sous l'influence de ce traitement, la rougeur diminue, puis disparaît ainsi que la photophobie, en même temps les cornées se détergent et la vision perdue reparaît, la taie sur la cornée droite diminue même, enfin j'obtins une guérison rapide et très remarquable.

N° 5. — Sophie X..., âgée de onze ans, a le nez gonflé ainsi que les paupières, les muqueuses palpébrales et oculaires sont rouges et très gonflées, les cornées sont ulcérées profondément et largement, la photophobie est encore plus marquée que chez Marie X..., Sophie ne peut ouvrir les yeux, ce n'est qu'avec la plus grande difficulté que je puis en faire l'examen, elle ne voit plus de l'œil gauche et à peine du droit. Sous l'influence des douches, au nombre de dix, les ulcérations de la cornée se détergent, se cicatrisent complètement à gauche et en partie à droite, elle voit un peu de l'œil dont elle ne voyait pas auparavant et parfaitement à droite, les rougeurs et gonflements de la muqueuse ont disparu et elle peut maintenant ouvrir les yeux, ce qu'elle ne faisait pas auparavant.

Tels sont les faits que je présente pour prouver l'utilité du gaz acide carbonique en douches locales, j'aurais pu en fournir d'autres, j'ose espérer que, quoique peu nombreuses, ces observations peuvent être produites en faveur d'un traitement maintenant trop négligé.

TYP. SERINGE FRÈRES, PLACE DU CAIRE, 2.

www.ingramcontent.com/pod-product-compliance
Ingram Content Group UK Ltd.
Pitfield, Milton Keynes, MK11 3LW, UK
UKHW020415220726
13923UKWH00004B/1954